Eric LOUEMBET

DÉCODAGE DU SARCOPHAGE DE TOUTANKHAMON

Eric LOUEMBET

DÉCODAGE DU SARCOPHAGE DE TOUTANKHAMON

Egypte, Grèce, Bible : le dénominateur commun

Éditions Croix du Salut

Imprint
Any brand names and product names mentioned in this book are subject to trademark, brand or patent protection and are trademarks or registered trademarks of their respective holders. The use of brand names, product names, common names, trade names, product descriptions etc. even without a particular marking in this work is in no way to be construed to mean that such names may be regarded as unrestricted in respect of trademark and brand protection legislation and could thus be used by anyone.

Cover image: www.ingimage.com

Publisher:
Éditions Croix du Salut
is a trademark of
Dodo Books Indian Ocean Ltd. and OmniScriptum S.R.L publishing group

120 High Road, East Finchley, London, N2 9ED, United Kingdom
Str. Armeneasca 28/1, office 1, Chisinau MD-2012, Republic of Moldova, Europe
Printed at: see last page
ISBN: 978-620-6-17091-4

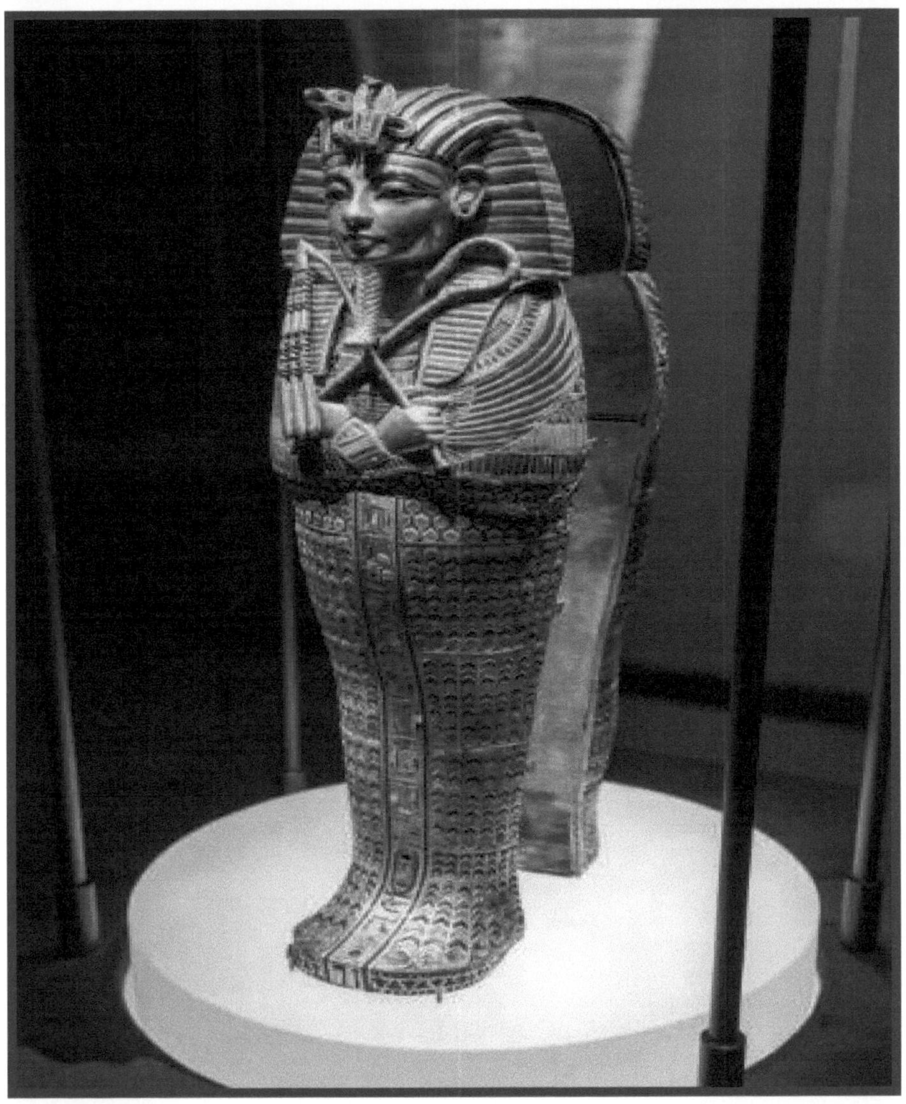

Egypte, Grèce, Bible : le dénominateur commun

Eric Louembet

Sommaire

<u>*Avant-propos*</u>

Dans nos précédents ouvrages, nous sommes allés à la redécouverte de l'histoire de l'humanité. Cette fois-ci, nous volons continuer, en mettant en lumière les liens que peuvent avoir les pharaons d'Egypte, avec les dieux grecs, tout en plaçant nos révélations sur fond de textes bibliques, afin d'en ressortir un dénominateur commun. Ainsi, entre ces mythes et croyances, nous voulons donner une lecture chrétienne évangélique, sur des domaines de connaissances restés jusqu'ici, loin de notre regard.

Pour se faire, intéressons-nous à toute la symbolique autour du sarcophage du pharaon Toutankhamon, dont la compréhension nous permettra d'affirmer premièrement que la civilisation Egyptienne tire son origine de l'Atlantide, première de toutes les civilisations de la terre, tel que cela ressort des récits du philosophe grec Platon; Ensuite, établissons un lien entre mythologie grecque et égyptienne, en montrant que l'une possède un encodage tiré de l'autre.

Enfin, voyons que la bible n'est pas absente, puisqu'elle établit, elle aussi un lien parfait entre les mythes fondateurs des civilisations égyptienne et grecque, dont elle apporte une vérité qui se situe au centre. Notre souhait, est celui de donner un regard chrétien qui va consacrer, dans une position officielle, des vérités antéhistoriques, que bous avons souvent tenu pour tabou ; L'apôtre Paul nous a recommandé ce qui nous motive dans cette direction : **"examinez toutes choses et retenez ce qui est bon "** *(1 Thessaloniciens 5:21).*

<u>*Chapitre 1*</u>
symbole d'appartenance des pharaons à l'Atlantide

- ### <u>Colliers du pharaon en cercles ou anneaux concentriques</u>

D'emblée, il est important de jeter les bases qui nous permettront de démontrer chaque signification de symbole, permettant un décryptage des symboliques présentes sur le sarcophage du pharaon Toutankhamon.

*En effet, nous sommes partis d'une observation simple, **sur des colliers que portent les pharaons**, et qui apparaissant dans nombre de sculptures et fresques égyptiennes : c'est qu'il y'a **plusieurs cercles ou concentriques autour du cou des pharaons** ; Et nous avons établis qu'il s'agit par ces anneaux concentriques, d'une **revendication identitaire**, établissant l'appartenance des pharaons au royaume de l'Atlantide.*

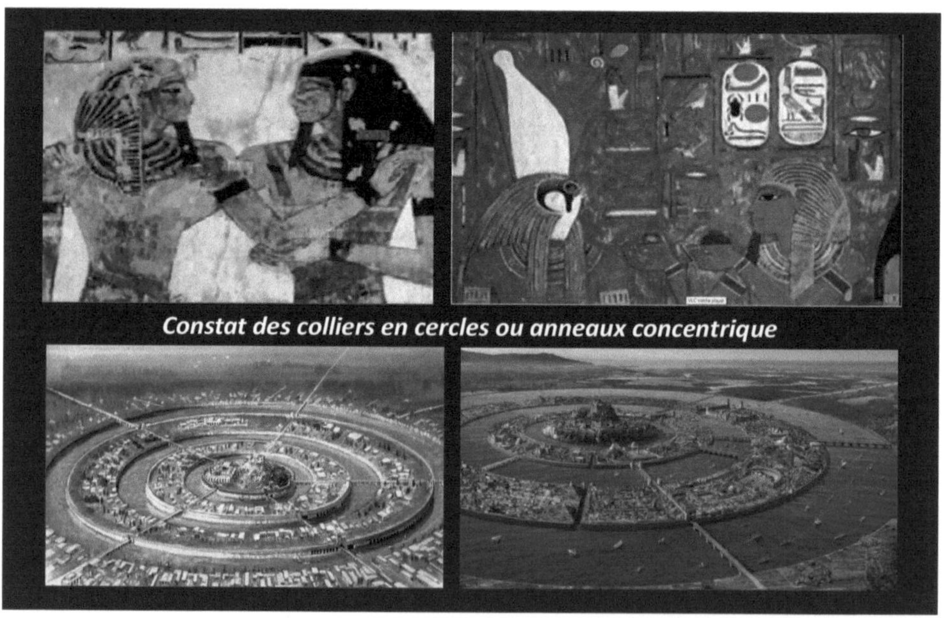

Constat des colliers en cercles ou anneaux concentrique

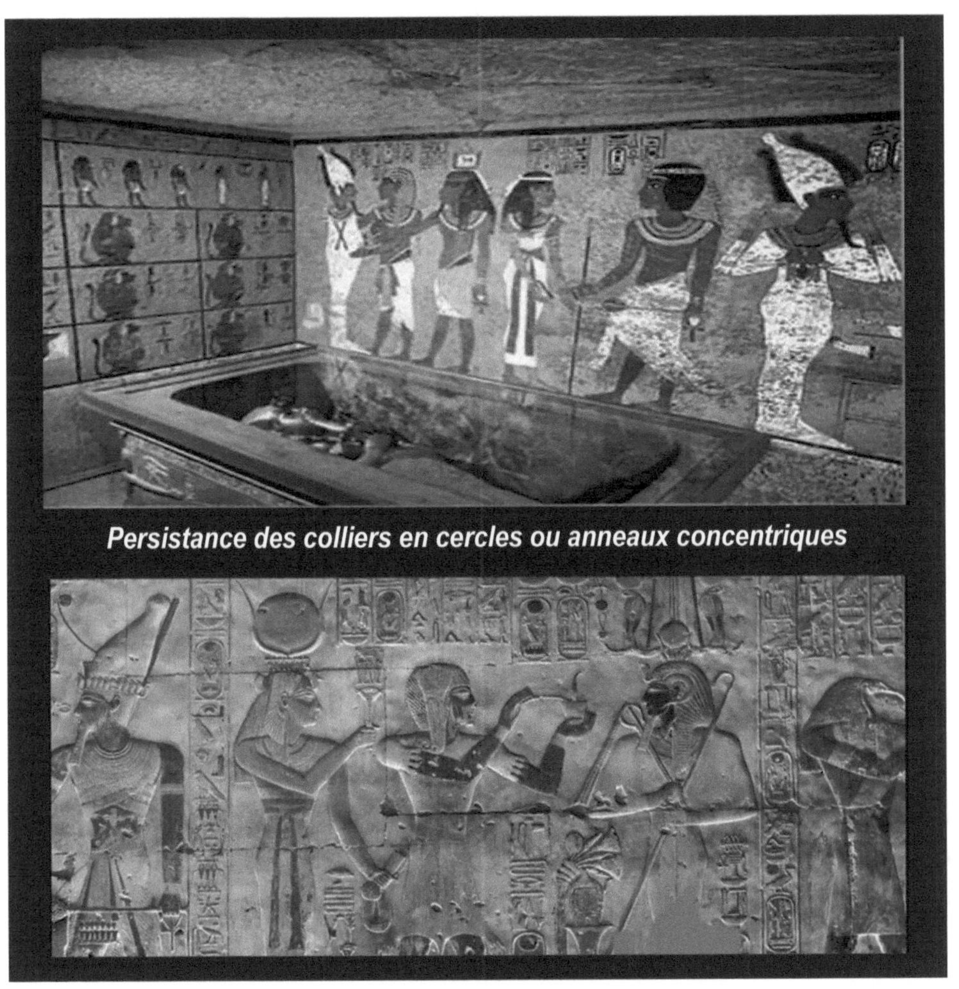

Persistance des colliers en cercles ou anneaux concentriques

- **<u>La cité de l'Atlantide bâtie en plusieurs cercles concentriques</u>**

En effet, la civilisation de l'Atlantide, fut décrite par le philosophe grec Platon, comme construite en plusieurs **enceintes circulaires**, ou **anneaux**, à la fois, de terre et de mer, au centre desquelles une terre circulaire comportait une légère montagne, abritant le temple du dieu Poséidon.

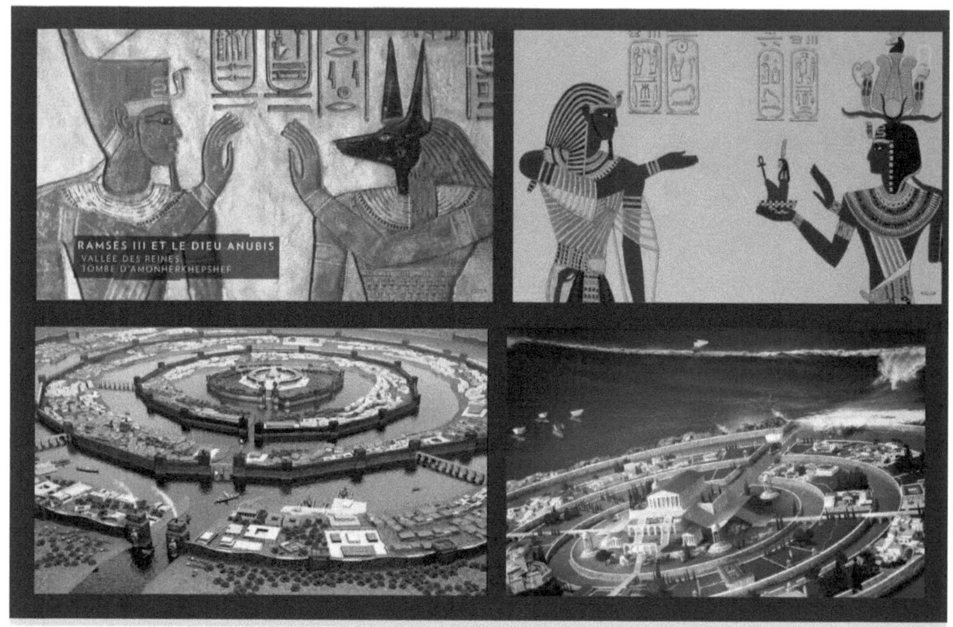

Or, les colliers n'ont pas d'autre fonction pour les pharaons, **que de revendiquer leur appartenance à l'empire de l'île de l'Atlantide**, et de se considérer donc comme de la lignée atlante.

Cela veut dire, que les premiers pharaons, ou dieux égyptiens (**Osiris Isis, Amon ...**) étaient tous **des fils du dieu Poséidon**, issus d'une race hybride (mi ange, mi humain, ou demi dieu), parce qu'un ange avait choisi de s'unir à une femme, née du premier couple humain créé sur cette île.

Mais tous les pharaons ne seront pas tous de sang atlante, puisque **cette race s'est éteinte** après avoir été engloutie lors du cataclysme marin d'il y'a 9000 ans d'après Platon. Mais parmi les humains adamiques, il viendra **des fils initiatiques**, des peuples kamites qui s'installeront sur ces terres d'Egypte, où les atlantes avaient migrés avant eux, avant d'être exterminés.

*C'est donc ces cercles concentriques des colliers des pharaons qui codifient l'Atlantide, et qu'il ne faut pas voir comme **une simple parure esthétique**, mais pour **un code** lourd de sens, et de signification historique.*

*Rappelons tout d'abord qui est le dieu Poséidon. Il est le dieu grec des Océans, des mers, des fleuves et sources d'eau, mais aussi le dieu des tremblements de terre. Poséidon fut **le fondateur de l'Atlantide**, et le père biologique des atlantes, **race des bâtisseurs** ; Mais il fut aussi le fondateur de **la cité antique de Troie**, célèbre dans la mythologie grecque pour ses guerres héroïques et légendaires.*

***Le trident** fut l'arme emblématique du dieu Poséidon, son symbole le plus illustre ; une arme qui va nous permettre de voir que ce dieu est aussi bien, le fondateur de la civilisation égyptienne, père biologique des tout premiers pharaons d'Egypte, et seulement père initiatique des autres pharaons après eux.*

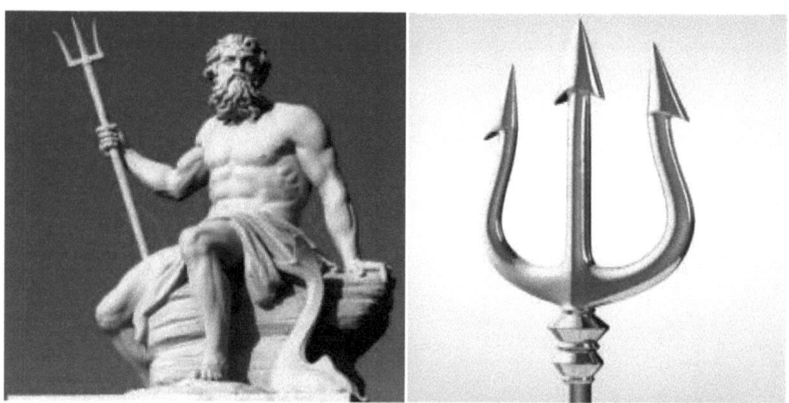

Statue du dieu Poséidon ou Neptune, armé de son trident

*A présent, observons le foulard du pharaon, représenté sur le sarcophage de Toutankhamon : il possède **deux pointes** qui descendent de chaque côté du visage, le long du cou, et **une troisième pointe**, formée avec sa barbe solidement attachée, et dirigée vers le bas ; le tout codifiant ainsi le fameux trident du dieu Poséidon.*

*Mais, il faut dire que ce dieu nommé Poséidon par les grecs, n'est autre que le dieu connu des égyptiens sous le nom d'**Atoum**, dieu égyptien de l'océan primordial.*

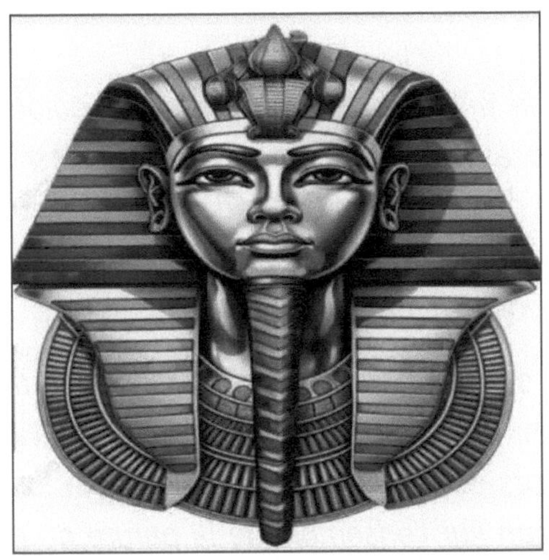

<u>Foulard du pharaon codifiant le trident de Poséidon</u>

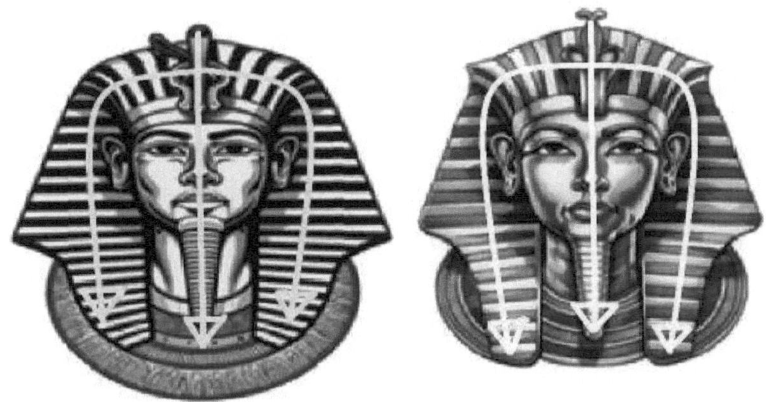

Le fouet tenu par la main gauche du pharaon Toutankhamon, apparait curieusement avec à son extrémité, **trois longues dents en or** qui pendent, et dont on ne peut s'empêcher d'y voir, là encore, un symbole du trident. Ce qui est manifestement une confirmation du premier trident déjà symbolisé, nous l'avons vu, par le foulard du pharaon.

Ce fouet en forme de trident, illustre un premier type de pouvoir dont se réclame ce pharaon, une affirmation que celui-ci vient du dieu Poséidon, Ce qui n'est pas hors de tout sens lorsqu'on voit la forte présence de **la couleur bleue océan** sur l'ensemble de la parure du pharaon, indice du domaine des eaux où régnait ce dieu.

À cela, s'ajoutent des motifs en **symboles de gouttes d'eau,** alignées sur la poitrine du pharaon, et formant un collier, qui attestent encore du domaine où Poséidon exerçait son pouvoir et sa domination : les eaux.

Mais, une question se pose alors : pourquoi ce trident parait-il pendre à son extrémité, sans aucune rigidité, alors que l'arme de Poséidon est solide de bout en bout, à même de transpercer toute chair ?

- **<u>Celui qui plonge dans les profondeurs</u> :**

La réponse à notre question se trouve dans **l'allure de ces triples dents,** qui nous montrent un trident **pointant vers le bas**, tout comme le premier trident codifiée par le foulard du pharaon. Constat curieux, quand on sait d'après ses nombreuses représentations, que Poséidon brandit toujours son trident, avec ses trois dents pointant vers plutôt vers le haut.

*Ici, les trois longues dents qui pendent, **sont suspendues, de manière à retomber**, comme si elles décrivaient **un plongeon**, ou encore **une chute libre**, en partant du sommet du fouet. Nous croyons, qu'orientés de la sorte, ces trois dents renvoient finalement à une symbolique de pouvoir des **profondeurs.***

*C'est **un pouvoir des profondeurs** qui nous est présenté de façon symbolique : profondeurs des océans et des mers, des fleuves et des rivières, profondeurs même abyssales, que Poséidon avait fini par dompter.*

*Mais Poséidon n'avait pas réussi qu'à dompter les profondeurs des eaux, il avait aussi dompté **les profondeurs de la terre**, puisqu' il fut aussi bien le dieu des tremblements de terre, un aspect souvent négligé de ce dieu. Car, **faire trembler le sol,** nécessite d'envoyer une énergie poussée à s'accumuler dans **les roches des profondeurs de la terre**, puis libérée puissamment dans le sous sol.*

*Et, cette maitrise des éléments rocheux de la terre, avait amené Poséidon à être également **un puissant bâtisseur**, ce dont on parle peu, puisqu'il bâti la prodigieuse cité, **capitale de l'Atlantide**, première des civilisations dans l'ancien monde d'après Platon.*

*Ensuite, ce pouvoir des profondeurs marine et terrestre, ne s'arrêtera pas là, mais laissera place, nous allons le voir, à **un pouvoir des hauteurs**, bien plus impressionnant, et qui concernera **les airs**, cette fois-ci.*

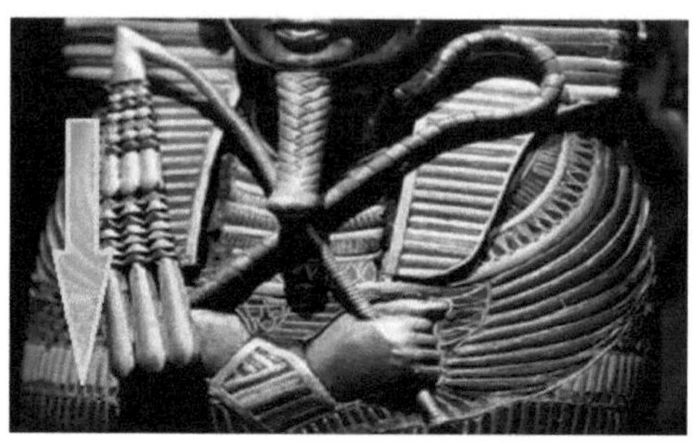

L'allure des trois dents en or du fouet de Toutankhamon, renvoie encore à **un effet de chute libre** de celles-ci. Cela nous raconte l'histoire de ce dieu, qui connu **sa chute, hautement spectaculaire**, et la chute de la cité de l'Atlantide qu'il avait fondée ; Cette chute est amplifiée par le fait que les deux tridents se trouvent **orientés vers le bas.**

Or, la chute de Poséidon arriva doublement, partant une première fois **des hauteurs du ciel,** et une seconde fois, lorsqu'il fut **tué physiquement, par les anges guerriers de la Grèce préhistorique**. Ce fut lors de cette guerre des anges de la Grèce préhistorique contre les atlantes, que Poséidon **perdit son propre corps physique devenu mortel,** et sera envoyé dans un état purement spirituel, au fond d'une fosse sous terraine.

Cet épisode est tiré d'une part du récit de Platon, et d'une lecture de la bible, qui donne une version assez détaillée de l'Atlantide, et de celui qui faisait trembler la terre (Esaïe 14:16), et écrasait les nations (Esaïe 14:6), et qui fonda son royaume jadis **"au cœur des mers"** (Ezéchiel 28 :2).

Poséidon aura été impuissant à défendre sa cité, et l'empêcher de sombrer, frappée par **la colère de la sainte trinité ;** trinité divine (Ouranos, chronos, Zeus) qu'il était pourtant sensé honorer sur la terre par des sacrifices, et une conduite juste, dans un monde qui avait alors été *peuplé jusqu'à la fin de la préhistoire des dinosaures, mais aussi, par des multitudes d'anges incarnés sur la terre, avant la création de l'homme.*

- ### 3 dents tels des fruits suspendus à une branche d'arbre :

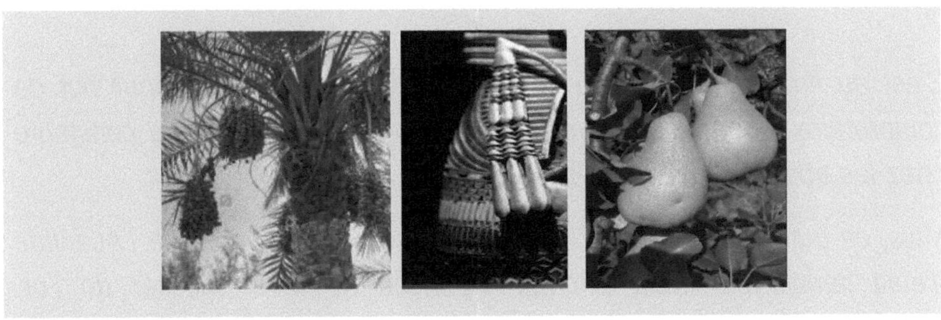

L'allure des trois dents au bout du fouet, renvoie encore à une idée de suspension, tels des fruits qui pendent à la branche d'un arbre.

*Et, on observe que ces trois dents suspendues, **apparaissent en double** : d'abord en **taille réduite**, puis en **taille plus importante**, traduisant par-là, un **processus d'agrandiss**ement, ou **d'accroissement** de ces dents dorées, comme le font les fruits attachés à une branche d'arbre.*

*Or, il s'agit bien ici de l'or, et non pas des fruits. **Alors, se peut-il que l'or, ait connu un tel processus d'accroissement,** connu dans la nature comme des fruits suspendus à une branche d'arbre ?*

*Nous pensons qu'il s'agit là, d'**un secret de l'or détenu par les pharaons**, montant que **ce métal précieux pouvait pousser comme des fruits** d'un arbre, et ce, **au moyen d'une pyramide**, et par l'effet de **leur alignement aux astres** (voyons sur ce fouet, des minis pyramides alignées, avec des boules, symbolisant des astres, sensés favoriser cette croissance de l'or).*

*De plus, la partie pendante de ce fouet, constitue une pyramide, **dont la base est formée des 3 dents en or suspendues,** et le sommet en mini pyramide. C'est un éloge de la pyramide comme élément d'amplification, amenant à l'accroissement de ce qui apparait comme ces trois dents en or.*

*C'est au final **un secret de l'alchimie** : la science qui a pour but de comprendre la formation chimique de l'or, une quête qui sera constante **chez les atlantes, peuple avides de l'or.***

*Mais, ce qui semble décrit ici n'a guerre été possible, puisque l'Atlantide n'était jamais parvenue à cette prouesse de faire pousser de l'or. Néanmoins Poséidon son bâtisseur, **avait trouvé un équivalent de l'or,** qui s'en apparentait, et que Platon a appelé **l'orichalque**, un métal dont le philosophe rapporta, dans sa description de l'Atlantide, qu'il recouvrait les murs de la cité ; Un métal semble t-il, dont il affirma être le plus précieux des métaux d'alors.*

*Si **l'orichalque** s'apparentait à de l'or, car on voit que son nom commence par or, il ne s'agissait en réalité que **d'un cristal bien particulier**, aux propriétés donnant des reflets de feu, et une transparence hautement sublime. C'est cette pierre précieuse, **l'orichalque de l'Atlantide**, qui a été à la base de la construction **du palais de cristal flamboyant**, décrit dans le livre du prophète Hénoch de la bible ; Palais de cristal, visité par Hénoch qui parcourra l'espace des étoiles (livre des secrets d'Hénoch 14:10 -12).*

*À présent, regardons à **la forme des trois dents en or** suspendues au fouet du pharaon, comparons la aux cristaux : on voit qu'elles ont cette forme, qu'on retrouve dans la plus part des cristaux.*

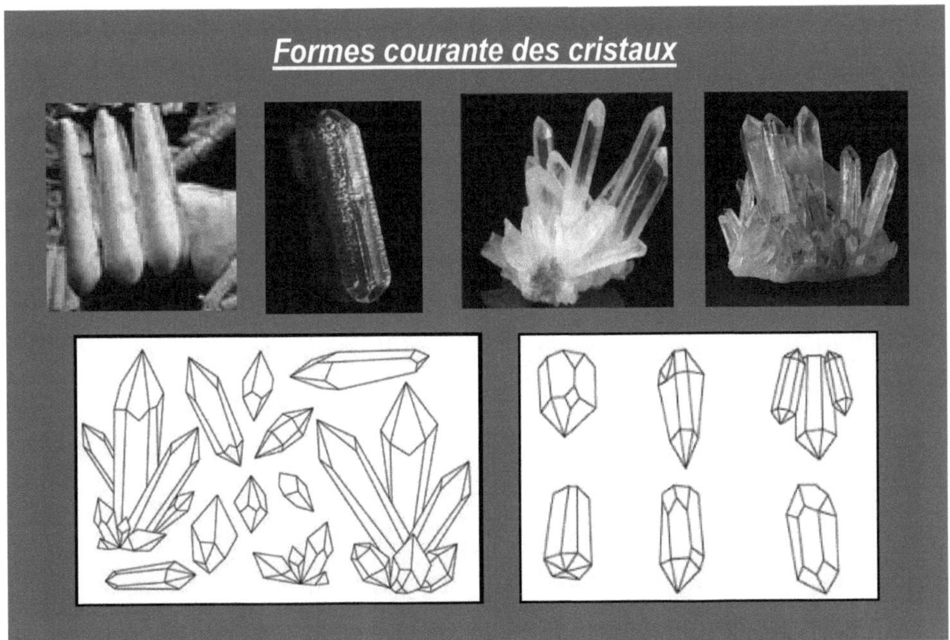

À travers ces images, on voit que **la forme allongée** et **presqu'ovale des cristaux,** correspond aux trois dents suspendues au fouet du pharaon, et qui apparaissent doublement au bout de celui-ci : **c'est donc des cristaux** qu'il s'agit par ces trois dents, et non pas de l'or à proprement parler. Et cela nous conforte dans notre affirmation qu'elles traduisent l'**orichalque.**

Et, cette symbolique de **l'or qui pousse comme des fruits sur un arbre**, se retrouve parfaitement illustrée par la mythologie grecque, dans le lieu appelé **" le jardin des Hespérides"**, où résidaient les filles du **demi-dieu Atlas**, et qui en furent les gardiennes ; Ce Jardin où poussaient **les fameuses pommes d'or**, n'est autre que **l'île de l'Atlantide**, dont Atlas, fils ainé de Poséidon, fut le roi. Ce "Atlas", représentait avec ses autres frères, **les 10 rois de l'Atlantide**, royaume dont Poséidon fut le fondateur.

C'est encore une de **ces pommes d'or**, par laquelle la déesse grecque **Eris**, lança une compétition entre les plus belles déesses grecques, pour déterminer laquelle était la plus belle, et qui fut remportée par la déesse **Aphrodite** ; Ou encore, cette autre pomme d'or qui permit à un héros grec, nommé **Hippomènès,** de réussir à battre à la course **la nymphe Atalante**, pourtant jusque là imbattable (et dont le nom codifie l'Atlantide). C'est également ces pommes d'or qui furent obtenues par le demi-dieu **Héraclès** (Hercule) qui réussit en faisant une diversion à Atlas, qui portait la voûte céleste.

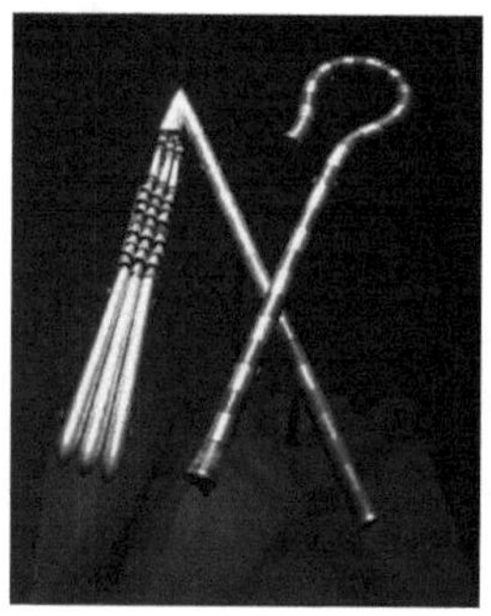
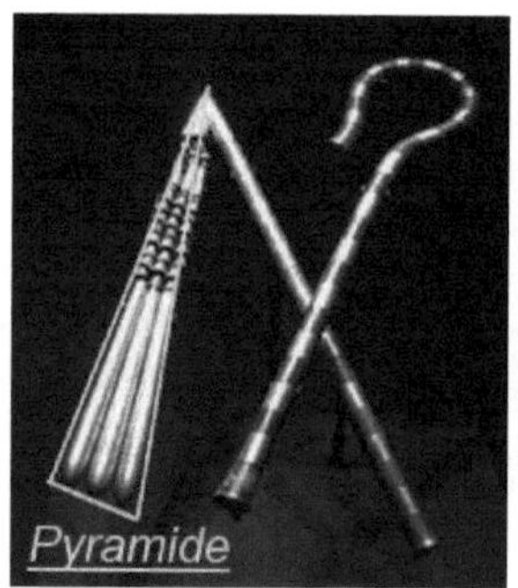

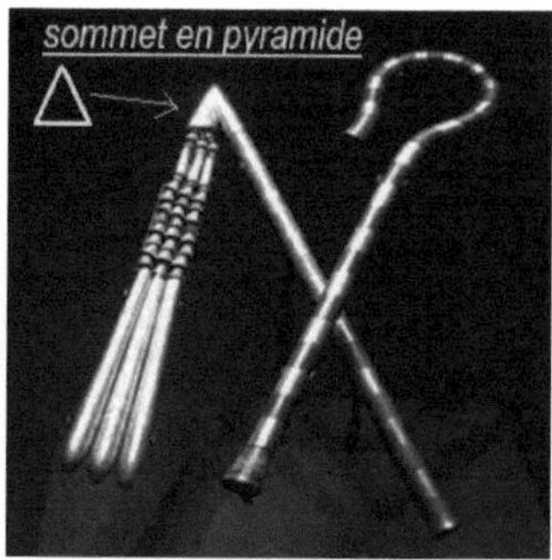

Mais, il faut ajouter une **autre signification du trident** que celle d'**une arme**, c'est qu'il est **lié aux sacrifices d'animaux**, utilisé pour **faire brûler de la viande des sacrifices au feu**, et qu'on appelle **holocauste**. Et ces sacrifices **ouvraient un passage en forme d'échelle**, vers les hauteurs du ciel, permettant à des anges, d'effectuer des voyages spirituels du ciel vers la terre. C'est **ce phénomène d'échelle** déclenchée par les sacrifices que connu Jacob en Genèse 28:11-19, sur la pierre d'un autel de sacrifices.

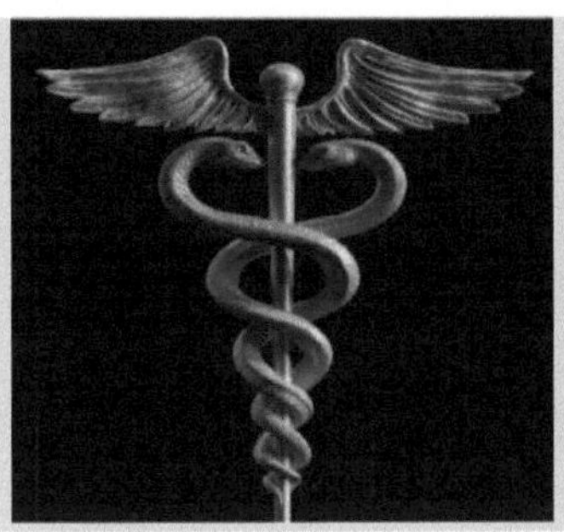 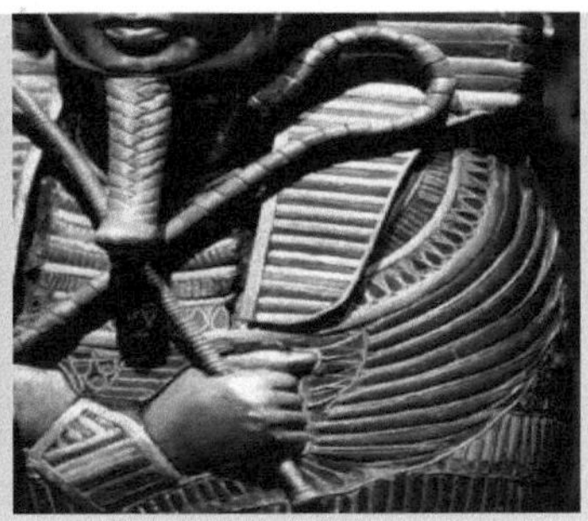

*Si le fouet du pharaon nous a conduits au dieu Poséidon, par les trois dents suspendues à son extrémité, caractéristiques d'**un pouvoir des profondeurs**, mais aussi d'**un pouvoir déchu**, le deuxième sceptre quant à lui, vient traduire l'exact contraire : **un pouvoir des hauteurs.** Les deux, manifestant donc une polarité : **profondeur et hauteur,** principe à la base de toute la science égyptienne, et même de sa civilisation.*

*Si les profondeurs sont **celles des eaux, et du sol**, les hauteurs sont ici **celles des airs.** Et nous allons voir que celui qui fut le dieu des profondeurs des eaux, deviendra aussi un dieu des hauteurs des airs, et qui se relèvera de sa chute en triomphateur.*

*Le sceptre pharaonique tenu par la main gauche de Toutankhamon apparait cette fois-ci comme **la baguette du dieu Hermès**, et qu'on appelle **le caducée** ; Elle nous amènera à la conclusion d'un lien entre les deux dieux : Poséidon et Hermès ; dieu des eaux et dieu des airs ; dieu des profondeurs, et dieu des hauteurs.*

Rappelons tout d'abord que le Caducée d'Hermès se présente comme **une baguette** autour de laquelle s'enroulent **deux serpents**, qui tournoient en spirale le long de celle-ci, dont les têtes se font face vers le bout, et semblent se dresser l'une contre l'autre. Puis, au dessus des deux têtes de serpent, apparaissent **deux petites ailes d'oiseau déployées** ; Enfin, juste au dessus de celles-ci, apparait au sommet de la baguette, **une boule tout à fait sphérique.**

Or, voici les significations à donner à ces **4 éléments** formant cette baguette d'Hermès:

1 - La baguette, tout comme un sceptre royal, codifie un pouvoir ; **2 - Les deux serpents tournoyants autour de la baguette**, symbolisent un chemin en forme de tourbillon ou de vortex, car ces deux serpents tournent en spirale autour de la baguette, symbolisant une porte magnétique s'ouvrant comme un chemin à la verticale; chemin qui permettra nous le verrons, d'effectuer des voyages ; Ainsi, un passage en forme de tunnel vertical se crée, sensé être emprunté par celui qui a le pouvoir de cette baguette ; **3 - Les deux ailes déployées** sont symboles de l'envol vers les airs, autrement dit, de l'ascension vers les hauteurs, et nous verrons dans quelle destination ; **4 - La boule à l'extrémité de la baguette** codifie la sphère de destination du chemin symbolisé par les deux serpents, et du voyage représenté par les deux ailes déployées ; Il s'agit par cette boule, de la voûte céleste, ou du firmament, autrement dit, de l'espace des étoiles, des planètes, ainsi que les constellations, en somme, de l'univers.

À cette symbolique des deux serpents, il faut ajouter qu'ils symbolisent aussi **deux gardiens** d'un **passage secret**, puisque le serpent étant un animal silencieux, il traduit parfaitement l'idée d'un **secret** bien gardé ; Ils symbolisent également **des jumeaux,** car parfaitement identiques.

Cependant, en étant des semblables, l'un placés face à l'autre, et se regardant en sens opposés, ils traduisent aussi le fameux grand principe de **la polarité des égyptiens** : principe à la base de toutes formes d'énergies;

En outre, Ils traduisent encore, que **le plus haut niveau de sagesse** ou de **science** est atteint. Et enfin, en tournoyant en sens inverses l'un de l'autre, ils forment **des croisements en forme de X**, signifiant par là qu'ils protègent le passage secret, et empêchent l'accès à ce chemin de l'ascension vers le voyage céleste, **aux profanes**, c'est-à-dire **aux non-initiés.**

Or, voici quels sont les liens de ce sceptre à la main gauche du pharaon Toutankhamon, avec la baguette d'Hermès :

1- <u>Ce sceptre est une baguette comme celle d'Hermès</u> :

Ce sceptre du pharaon est lui aussi une baguette, comme celle du dieu d'Hermès, laquelle se tient, non pas par son milieu, mais par l'une des extrémités, c'est-à-dire à la base ;

2- <u>Des anneaux en symbolique d'échelle</u> :

Le long de ce sceptre, on voit qu'il est fait de plusieurs **anneaux successifs,** qui **alternent de couleur**, entre bleu marine et jaune or. Cette succession d'anneaux de couleurs bleue et or, d'un bout à l'autre du sceptre, traduisent **une gradation**, **une progression** depuis le bas vers le haut, et donc **une ascension**, On retrouve là une chose essentielle qui ne saurait être ignorée **des bâtisseurs : la symbolique de l'échelle.**

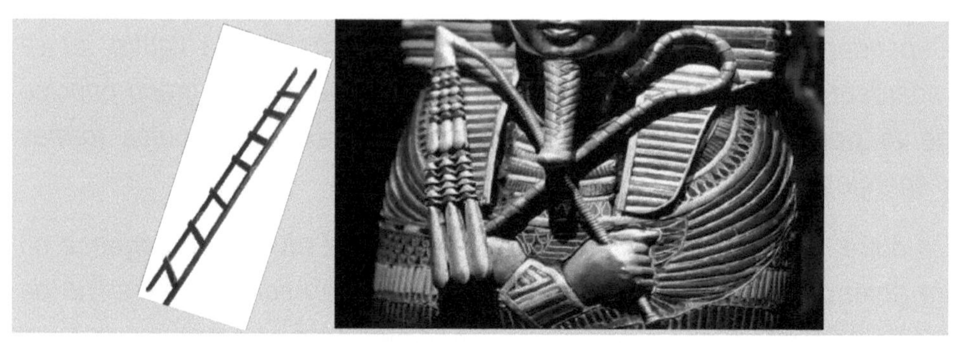

En effet, *l'échelle* est cet outil qui permet de faire **une ascension** vers les hauteurs, Et, qui peut servir en étant placée soit totalement à la verticale, soit à l'oblique, contre sur un mûr ou un arbre par exemple ; Et, c'est là position d'une échelle à l'oblique qui est codifiée par ce sceptre.

Or, il est commun pour toute échelle, que **ses marches** soient toutes placées à **égales distance** les unes des autres, ce qui est le cas avec les anneaux de ce sceptre, bien que différents en couleurs. Mais ces observations ont trait à une vue purement extérieure du sceptre.

En revanche, une vue plutôt intérieure du sceptre, consiste à voir par ces anneaux, **un tunnel intérieur en forme cylindrique** ; Tunnel qui sert pour opérer **une ascension vers les hauteurs**, avec pour objectif **d'atteindre le cercle au bout du sceptre**, c'est-à-dire la voûte céleste ; les anneaux sont donc destinés tous à être **traversés physiquement par le pharaon**, afin de le propulser vers les étoiles, et après avoir parcouru l'univers, à le ramener par le même chemin.

- <u>Un passage en série d'anneaux formant un tunnel</u>

Pour avoir une **confirmation du rôle des anneaux alignés le long du sceptre**, ils ne faut guère les prendre isolément, mais avec les autres anneaux portés par le pharaon, tel que cela apparait dans de nombreuses fresques égyptiennes (**bracelets d'avant-bras et de poignets, anneaux** *des chevilles, colliers égyptiens, et cercles d'or en guise de couronne du tour de la tête du pharaon*). *Dès lors que tous ces anneaux sont traversés chacun par un certain membre du corps du pharaon (doigt, bras, poignés, chevilles, cou…), cela signifie que joints ensemble, ils forment un chemin en tunnel cylindrique, qui s'ouvre à la verticale, par-dessus le pharaon, pour que son corps entier les traverse, et se trouve propulsé pour un voyage vers la voûte céleste.*

Cela signifie que les pharaons avaient déjà connu les voyages astronomiques, au delà de ce que nous savons dans notre siècle dit moderne.

- ### *Un tunnel longé comme le ventre du serpent*

On peut voir aussi, qu'au regard de son **sommet en arrondie**, *et des motifs en anneaux bleus et or, ce sceptre renvoie à une espèce de* **serpent corail**. *Et, comme le serpent est* **creux de l'intérieur**, *du fait de sa bouche, et surtout de son ventre, tout le long du corps de cet animal, de même, ces anneaux sont creux afin que passe à travers, tout le corps du pharaon ; Comme un serpent qui se met à avaler sa proie, ces anneaux sont supposés aspirer tout le corps du pharaon, et le transporter dans* **une ascension vers la voûte céleste** *en bout arrondi au sommet du sceptre, et donc vers les cieux. Et il en est de même pour le retour dU voyage du pharaon, des cieux vers la terre.*

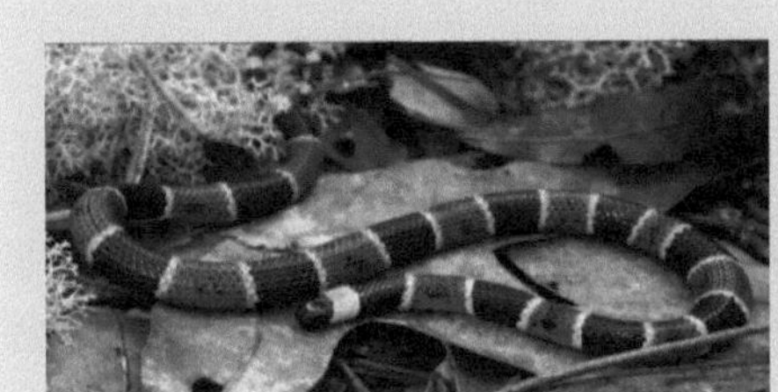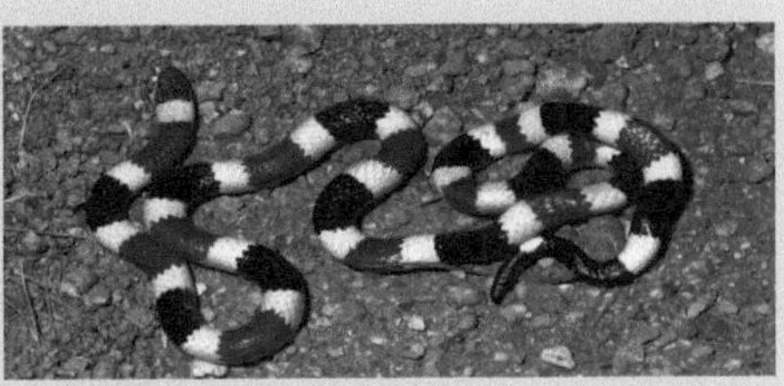

Serpent corail

En outre, on peut aussi voir un autre lien entre **ce sceptre et le symbole** d'écriture appelé **"point d'interrogation"**, signifiant le questionnement et la réflexion, sans lesquels, point de sagesse et de science. Et, qui ignore à quel point le serpent est représentatif de la sagesse égyptienne ? Ce serpent attaché au front du pharaon, montre qu'il est la tête de l'Egypte ; Le centre du front signifiant la pensée, traduit que la pensée du pharaon parmi les hommes, est telle la ruse du serpent parmi les animaux.

Ainsi, alors que **l'ascension est symbolisée par les deux serpents de la baguette d'Hermès,** chez le pharaon Toutankhamon, un seul serpent suffit avec ces d'anneaux alternant de couleurs, pour traduire cette ascension vers les hauteurs, telle d'une échelle. Il n'y a donc pas deux serpents comme chez le pharaon, néanmoins, un deuxième serpent se trouve fixé au front du pharaon.

Ce serpent au front du pharaon, placé au coté de l'aigle, traduit une fois de plus, que le passage **du tunnel en anneaux,** est une échelle, permettant d'atteindre les hauteurs de l'aigle en plein vol, et même de les dépasser (car sur le front du pharaon, on voit que le serpent parvient à s'élever bien plus haut que l'aigle à côté de lui).

Il y'a aussi là, une manifestation de **la fameuse loi de la polarité**, avec un serpent, **animal le plus bas sur terre**, puisqu'il rampe au sol, et qui est placé, juste au côté de l'aigle, **l'animal le plus haut dans les airs.**

- <u>**Les deux ailes de celui qui s'envole et voyage**</u> **:**

Ce sceptre devrait avoir deux ailes comme la baguette d'Hermès. Ce n'est guère le cas certes, mais on les retrouve néanmoins pas loin, **sous les deux bras du pharaon,** lesquelles **codifient le voyage**, cette ascension d'abord dans les airs, atteste que le pharaon a reçu le pouvoir d'Hermès, *prince de l'air,* ensuite s'élançant vers les hauteurs au-delà des airs, voyageant jusqu'aux étoiles, l'ascension rejoint celle du dieu Hermès. Le pharaon est donc **détenteur d'une connaissance secrète,** au sujet des voyages de l'espace, tant du moyen pour le faire, que des chemins à emprunter.

*Un tel chemin fut d'abord ouvert par le dieu Hermès, le messager des dieux, afin de porter des messages divins, des cieux vers la terre, aux anges qui jadis y résidaient, et permet de comprendre **pourquoi astronomie fut autant développée chez les égyptiens**, bien plus que partout ailleurs. .*

– <u>Un bout du sceptre en courbe quasi circulaire</u> *:*

*Ce sceptre ne se termine guère par **une boule** comme on l'a vu avec la baguette d'Hermès, mais par **une courbe quasi circulaire** ; Cela n'en rend pas moins la signification identique ; Car, toute boule ou sphère, apparait, à une certaine distance de vue, comme un cercle, cela relève un bon sens.*

***Mais, ce cercle au bout du sceptre est incomplet,** puisque sa courbe **ne parvient pas à se refermer sur elle même**, mais **fait mine de redescendre vers le bas du sceptre**. Cela signifie que les deux baguettes d'Hermès et Toutankhamon, renvoient à une même symbolique de la voûte céleste : voûte céleste vers laquelle, le dieu Hermès opérant des sorties physique vers l'espace, y initiait les pharaons.*

*Les symboles ainsi arborés par le pharaon, attestent du récit de la mythologie grecque, qui fait d'**Hermès, outre le dieu voleur, le dieu des voyageurs.** Hermès est donc l'ange connu comme Lucifer, le voleur, mais aussi le voyageur des cieux, le rodeur, **celui qui parcourrait l'univers***

entier, *et revenait sur la terre, comme cela est symbolisé par le bout du sceptre qui fait mine de redescendre après avoir formé une courbe quasi circulaire.*

Voici donc le pouvoir du sceptre : un pouvoir plus grand que celui du fouet, symbolique du trident de Poséidon. Le sceptre raccordé à une pyramide, permet d'importer les vibrations des étoiles, notamment pour leurs nombreux effets magiques. Et, parler de voyage vers la voute céleste, c'est parler d'astronomie, mais aussi d'astrologie : deux sciences précieuses pour les égyptiens, avec de nombreuses applications, en matière de longévité de vie, et même de construction d'édifices. Enfin, ce sceptre codifie le plus grand secret à la base de toute la magie de l'Egypte.

*La bible, qui a déjà montré le lien entre Satan, autrefois l'ange appelé Lucifer, et un royaume qui se trouvait jadis **au milieu des mers** (en Ezéchiel 28:2), va ensuite lui donner une appellation montrant **sa maîtrise des airs** (en Ephésiens 2:2, par l'appellation **de "prince de la puissance de l'air "**, le père de la rébellion). Elle confirme sa capacité à dompter plusieurs éléments, par son identification **au dragon**, qui selon les légendes vit tant autant dans l'eau, que dans l'air, et même dans les antres de la terre, ainsi que dans le feu (voir Léviathan, dans Job 42:1-26*

Au fouet de Toutankhamon, on voit **une grande pyramide** pendre, avec pour sommet **une mini pyramide dorée**, et pour base, les trois dents en or suspendues. Cela est **un éloge du pouvoir de la pyramide** dans la puissance de l'Egypte, mais aussi dans la culture des cristaux qui avait lieu dans l'ancien monde pré adamique, au temps de l'Atlantide.

**Des sortes d'écailles de poisson** sont observables au bas de ce sarcophage du pharaon, et ne sont en rien anodins dans le langage symbolique, **puisqu'ils renvoient au poisson,** donc à la mer une fois de plus, qui fut le domaine de règne du dieu Poséidon.

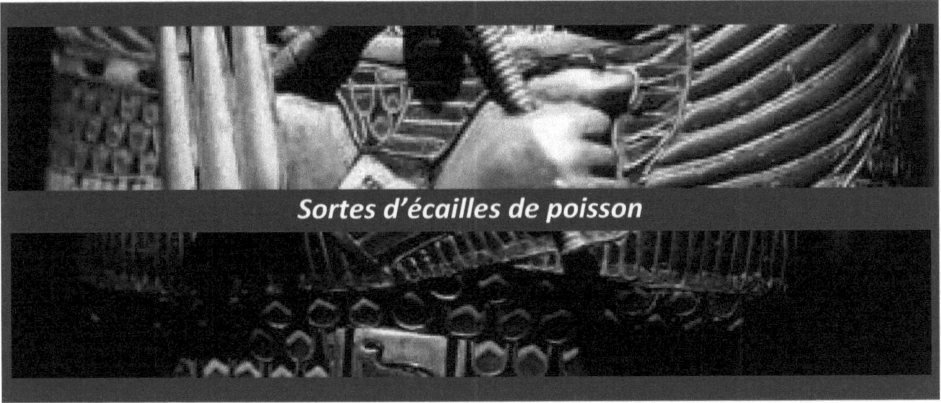

Ensuite, un peu plus en dessous de ces écailles, **on voit plusieurs symboles Λ**. Ils sont remarquables, mais il ne s'agit pas de lettres, mais plutôt **des flots de la mer**, qui sont le domaine du dieu Poséidon, et dont on voit qu'ils s'étendent jusqu'aux pieds du sarcophage du pharaon, pour signifier là encore, les flots de la grande mer.

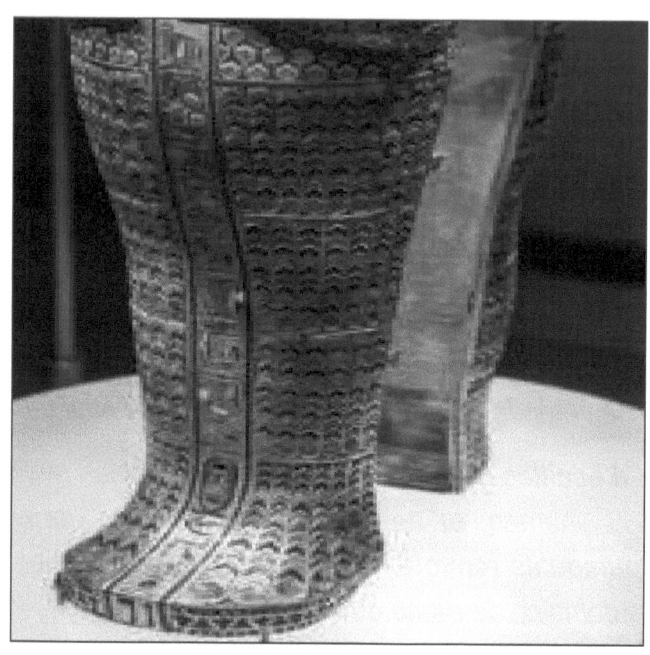

De surcroit, **et le fouet, et le sceptre**, de même que **les deux bras du pharaon, se croisent en formant un** X, reprenant ainsi **les croisements en** X des serpents de la baguette d'Hermès. Or, X qui signifie le grand secret d'Hermès, traduit **une interdiction d'accès à ce secret**, face à tous les non-initiés.

Ce croisement en X signifie aussi, en nombre romain, **la valeur numérique 10**, qui est **le nombre des rois Atlantes, fils de Poséidon,** lesquels régnaient sur **la confédération de l'Atlantide,** de sorte que tous ceux qui affichent un X tels que les pharaons, s'affilient à la **race atlante, race hybride**, race des bâtisseurs, fils de Poséidon, un ange déchu, et non un véritable dieu.

Les 10 rois de l'Atlantide furent cités par Platon dans ses dialogues. Il s'agit de : (1) **Atlas**; (2) **Gadire** ; (3) **Amphère**; (4) **Euémon** ; (5) **Mnésée** ; (6) **Autochtone** ; (7) **Élasippe**; (8) **Mestor** ; (9) **Azaès**; (10) **Diaprépès**.

De plus, ces croisements en x, du fouet et du sceptre, entrainent **une conséquence importante en langage géométrique**, sur les deux pouvoirs de Poséidon et Hermès : celle que **les deux pouvoirs appartiennent à un seul et même dieu,** et qui nous permet encore d'affirmer que **Poséidon et Hermès sont le même dieu**. Et, puisque le bout de la barbe du pharaon vient également se joindre à ce même croisement, des armes de Poséidon et Hermès, nous allons voir qu'un autre dieu est invoqué par le simple fait.

A présent, voyons comment Poséidon, ce dieu maitre de l'eau et de la terre, devenu Hermès, le dieu de l'air, va poursuivre sa quête pour **la maitrise des quatre éléments de la vie** (terre, eau, air, et feu) en se révélant désormais comme un dieu du feu.

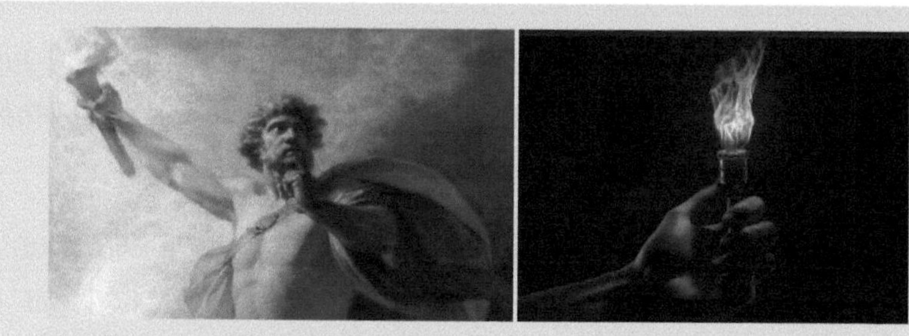

Le dieu grec Prométhée aurait-il son correspondant en Egypte ?

Au plan symbolique qui nous occupe, il y'a plusieurs niveaux de lecture qu'on peut faire. Il suffit de satisfaire à l'exigence que toutes les interprétations des symboles soient congruentes dans un même contexte.

C'est ainsi qu'en dehors de l'identification au trident, que nous avons faite du fouet du pharaon, on peut encore faire **une autre lecture symbolique : celle de la flamme du dieu Prométhée.** Prométhée, dont il faut rappeler qu'il est le voleur du feu ; Un feu qu'il a volé sur la montagne de Zeus, c'est-à-dire sur l'Olympe.

En effet, **les trois dents suspendues du fouet de Toutankhamon sont en or, un métal qui au regard de sa couleur, symbolise déjà la lumière du soleil, mais en même temps le feu.** Cela signifie qu'avec ces trois dents en or, on a aussi **trois flammes de feu,** au bout du fouet tenu à la main droite de ce pharaon, et qui finit par symboliser **une torche enflammée.**

Mais, quelle curieuse torche enflammée est ce donc ! Puisque ces flammes sont pendantes, et orientées vers le bas. Il est logique de penser que cela sert à donner **l'idée d'une chute de ce pouvoir du feu vers le**

bas. *Or, c'est ce qui arriva par* **la fuite de Prométhée sur la terre**, *après avoir volé ce feu à Zeus, sur la montagne.*

Ce feu de la torche, volé par Prométhée se trouvait au sommet de la montagne de l'Olympe. *Or, que voit-on ?* **Une montagne symbolisée par une pyramide au sommet du fouet,** *pour dire qu'effectivement les trois flammes, de feu se trouvaient au sommet d'une montagne, et* **qu'elles sont tombés de ce sommet là**. *Cependant, nous allons encore voir une autre évocation du feu et des flammes, qui rappelle le feu du dieu grec Prométhée.*

Chapitre 7
Rayures du foulard :
rayons d'un soleil descendu sur terre

1- Traits de rayons solaires codifiés

D'abord, les rayures des foulards des pharaons sont symboliques d'un rayonnement de leur visage, tel le soleil lorsqu'il lance ses rayons autour de lui. Ces rayures typifient **des traits de lumière jaillissant de la face des pharaon**s : une représentation de la gloire sensée s'en dégager, et provenant d'une sorte de transfiguration de lumière, pour dire que le pharaon fut un soleil incarné humainement.

Ce rayonnement fut un enjeu important, pour signifier à la masse des peuples sur lesquels régnaient les pharaons, qu'ils sont des fils de lumière, et de véritables dieux, puisqu'un véritable dieu transfigure de lumière.

Mais, s'il s'agissait d'un rayonnement bien réel, il ne serait pas que symbolisé, alors même que le véritable Dieu, **Jésus Christ**, manifesté en chair, nous a laissé le témoignage **d'une transfiguration** par trois de ses disciples, sur la montagne de la transfiguration en Matthieu 17 :1-2.

Toutefois, ce rayonnement représenté n'était pas que symbolique, puisqu'il était artificiellement provoqué dans une chambre secrète au centre de la pyramide ; Laquelle chambre concentrait les vibrations captées depuis les étoiles, sur des objets portés par le pharaons : couronne en or, bracelets, sceptre, et même de l'eau qui devait être bue par les pharaons, et qui devenaient puissamment énergisants et magnétisants sur sa personne.

2- <u>Une confirmation que Prométhée est le dieu Râ d'Egypte</u>

Si pharaon arbore des rayures **qui sont symboliques du Soleil,** c'est qu'il est une incarnation du soleil : l'incarnation du dieu soleil **Râ.**

En ce sens, **pharaon est le soleil descendu sur la terre** afin d'apporter sa lumière aux hommes. Et, tout de suite, **on retrouve l'histoire du dieu Prométhée** qui a pris le feu au ciel d'auprès de Zeus, et l'a apporté sur la terre. De la sorte, **Râ** passe pour être **Zeus sur terre,** un dieu du feu En ce sens, le pharaon représente une incarnation **du dieu Prométhée.**

En effet, **de la même manière que Zeus est un dieu de montagne,** celle **de l'Olympe,** où il est accompagné de son aigle, qui est aussi son emblème, de la même manière aussi, **l'ensemble du foulard du pharaon qui couvre jusqu'à toute la largeur de ses épaules, renvoie à cette symbolique de montagne,** avec à son sommet un aigle.

C'est l'éloge d'un certain **Zeus, dieu sur la montagne,** qui est aussi fait par le foulard du pharaon. Mais attention ! il s'agit là que d'un faux Zeus, qui usurpe l'identité du vrai, en se parant de ses attributs de lumière et de gloire, ce sur quoi nous reviendrons.

Mais, **il faut être clair, pharaon ne se revendique pas d'être lui-même Prométhée,** il est tout au moins son digne représentant, comme il n'est pas le dieu Râ, mais son digne représentant. Il est une forme d'incarnation du dieu dans sa génération. Il peut toutefois prêter son corps à l'esprit de Prométhée, et se laisser habiter par son esprit, sans l'être naturellement.

Ainsi, **les pharaons se disaient être des porte-lumières** : des soleils sur terre. Et, il leurs convenait d'être craints par le simple aspect du visage, comme leur père initiatique Prométhée-Lucifer le leur enseignait, lui qui d'après la bible avait observé la face du Créateur de l'univers irradier de splendeur sur lui, et autour de lui, et s'évertuait à reproduire sur sa propre face, cette gloire dont il avait été le reflet sur la terre où il fut envoyer en mission.

Chapitre 8
Foulard du pharaon : énergie par la polarité codifiée

- *Des rayures jaunes et bleues*

On observe que les rayures au foulard du pharaon alternent de couleur de façon régulière entre jaune-or et bleu-océan, et sont toujours tracées à égales proportions. Cela est une codification du principe de l'énergie de la polarité.

L'usage de la polarité est l'emploi de l'énergie des contraires (négatif – positif ; chaud - froid ; jour - nuit ; soleil - lune ; horizontal - vertical), ce principe à la base de toutes formes d'énergie est constamment réaffirmé sur les parures des pharaons de diverses manières, observable sur nombre de fresques d'Egypte, ainsi que nombre de sculptures.

On voit codifier la polarité du magnétisme (attraction & répulsion), la polarité des couleurs (blanc & noir ou bleu mer & jaune soleil), la polarité du sens ou d'orientation (vertical & horizontal, nord & sud, est & ouest), la polarité des formes (arrondi-pointu), la polarité des émotions (souffrance & plaisir ou sacrifices & jouissance).

Ce principe consiste à associer au plus près des pôles contraires sans toutefois jamais les mélanger entre eux, empêchant qu'ils s'annulent l'un avec l'autre.

Les pharaons combinaient à la fois plusieurs polarités ensemble, afin de densifier l'énergie résultante, jusqu'à obtenir des effets d'influences magnétiques importants et même magiques.

Cet usage de la polarité est décrit par Platon dans son récit de l'Atlantide, car Poséidon, fondateur de cette illustre civilisation pré adamique, faisait jaillir du sol, une source d'eau froide et d'eau chaude, pour rendre ces eaux nous le pensons, les plus énergisantes et bienfaisantes possibles.
Or, on sait que les lieux de reproduction d'espèces marines à foison, sont non seulement les zones de forts courants marins, donc électrisés, mais aussi des courants marins chauds.

Poséidon était donc le père de cette pratique, instituée dans l'Atlantide et importée en Egypte par les premiers pharaons d'Egypte qui furent des atlantes, race d'hybrides, mi ange-mi humains, fils de Poséidon ; Et la pratique sera transmise aux kamites descendants adamiques qui s'établiront sur les terres d'Egypte.

L'objectif pour ces pharaons en employant plusieurs polarités à la fois, fut constamment : la brillance de leur apparence, la longévité, notamment la jeunesse éternelle par la régénération cellulaire ; Et le pouvoir autant charismatique sur les masses d'hommes.

Très souvent, ces rayures du foulard étaient dorées pour imiter le soleil, car les pharaons se disaient alors fils du dieu soleil : RÂ. Mais, en même temps ces rayures dorées étaient mises en polarité avec le bleu marine symbole de la mer, pour se dire fils du dieu des mers Poséidon. Au final, jaune or tel le soleil, et bleu de mer manifestaient ainsi une polarité (eau & feu).

De plus, lorsque les rayures bleues marines sont jumelées avec les dorées, cela codifie que le pharaon était à la fois, fils de Râ, dieu Soleil, et de Poséidon, dieu des Mers, pour attester de ce qu'au final que ces deux dieux sont exactement le même dieu, mais que nos études nous ont amené à comprendre qu'il s'agit du même ange : Lucifer devenu Satan.

En outre, de façon très spécifique, le rayonnement bleu est celui qui avait la plus grande force régénératrice des cellules du corps humain. Inversant tout vieillissement du corps, et sublimant l'âme en lui donnant une sorte de sérénité transportant jusqu'à l'extase.

On sait d'après la mythologie grecque, que Zeus est **le dieu de la foudre.** De même, d'après la bible, l'Eternel est un dieu de l'éclair (1Samuel 2 :10 ; Job 37:3), et de son trône sortent des éclairs (Apocalypse 4:5).

Jésus également est **dieu de la foudre** puisque ses disciples lui demanderont l'autorisation de faire descendre la foudre des villageois indélicats (en Luc 9:54). Et, ce même Jésus assumera de donner à trois de ses disciples, le nom de **" fils du tonnerre"** (Marc 3 :17), entendant par là, que lui-même, et son père avec lequel il forme un, sont **le père de la foudre.**

Or, voici un dieu de l'Egypte que nous présente Toutankhamon à travers plusieurs symboliques autour de son sarcophage ; Un dieu qui s'est révélé comme étant Poséidon ou Atoum, dieu de l'eau, mais aussi de la terre, puis qui s'est révélé comme Hermès dieu de l'air, et a fini par laisser apparaître les codes de Prométhée, un dieu de la lumière de la connaissance, avec sa torche enflammée.

Mais il est important de relever que ce dieu qui a réuni tous ces attributs, d'après Toutankhamon, est **un dieu qui fait usage du déguisement**, car tout le sarcophage est **un masque,** un déguisement emprunt de symboliques et de codes. Alors ce dieu que nous révèle Toutankhamon, nous allons le voir à présent, ne se limite guère à ces trois dieux (Poseidon, Hermès et Prométhée), puisqu'il parviendra aussi à dompter la foudre de Zeus, et se faire passer pour lui, dans **son art du** *déguisement.* **Un art du déguisement célébré par les pharaons** *comme un culte rendu à ce prétendu dieu, qui n'est qu'un ange créé par le vrai Zeus, l'Eternel.*

Car le vrai Zeus, et Dieu suprême, juge des dieux mineurs (entendus comme des anges), ne peut s'intégrer dans une codification qui l'unit avec les trois dieux précédents que nous avons vus, à savoir Poséidon-Atoum, Hermès, et encore moins le dieu voleur qu'est Prométhée.

Or, nous observons que la barbe du pharaon Toutankhamon, renvoie aussi à la symbolique de **l'éclair,** *et donc de* **la foudre.** *Car, cette barbe tressée, fait apparaitre plusieurs fois,* **le symbole Z,** *qui est* **en forme d'éclair** *; l'éclair dont nous savons qu'***il zigzag dans l'air***. Et cette barbe tressée, dessine plusieurs Z, partant du bout du menton, et zigzaguant jusqu'au bout de la barbe.*

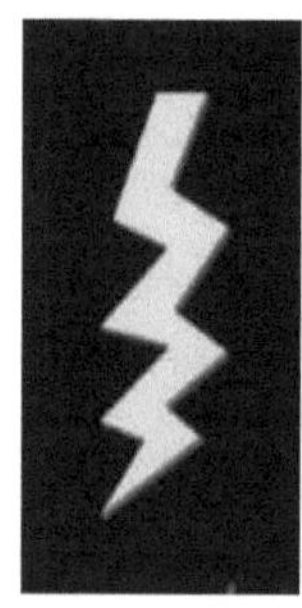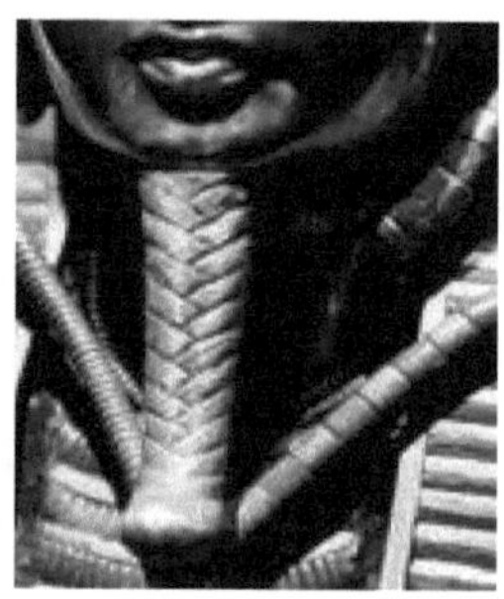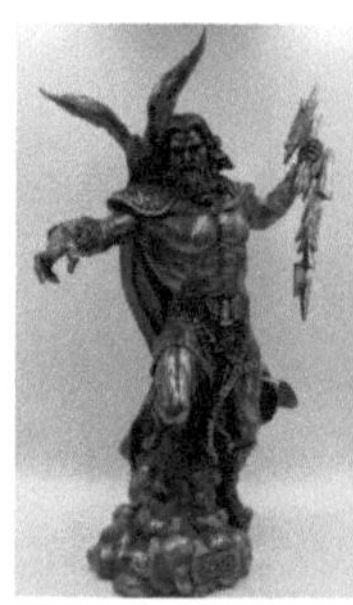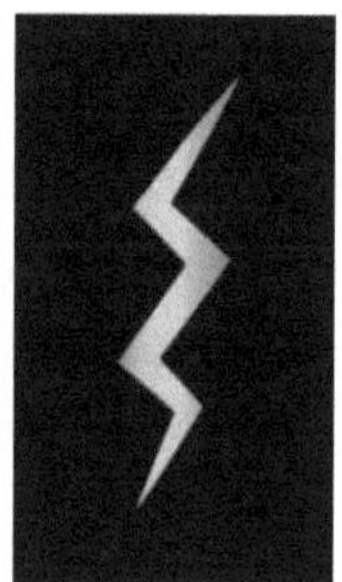

Et, puisque ce symbole part du menton c'est-à-dire du dessous de la bouche du masque, il signifie que " la parole qui sort de sa bouche", est en forme d'éclair. À l'évidence, cet ange a fini par imiter le Dieu suprême de la bible. Ce Poséidon, devenu Hermès, était parvenu à dompter la foudre, et se faire passer pour le véritable Zeus.

Mais nous l'avons déjà dit : il est un faux Zeus, imitateur du vrai Zeus, le Zeus originel, que la mythologue grec présente au tout départ comme un juste juge, et que la bible reconnait en la personne de Yahvé et Jésus Christ (Dieu suprême de la foudre).

*Il est logique de penser que faisant **tant usage de l'art, d'apparats et de déguisements,** et imitant jusqu'à **l'or par l'orichalque**, sans jamais réussir à trouver le procédé de sa formation naturelle, Prométhée, ou Poséidon, ou encore Hermès, le faux Zeus, parfait imitateur du vrai Zeus, se révèle comme le Satan de la bible.*

Il est celui qui a usé de toute la science qui lui fut donnée pour s'ériger en dieu, et poursuit à travers les âges la conquête d'un monde, de celui-ci, en ayant détourné la propriété, dévolue à l'origine aux hommes adamiques.

Chapitre 10
Nos conclusions

A travers les symboles arborés par le pharaon Toutankhamon, on apprend de l'histoire d'un dieu primordial de l'Egypte, qui n'est autre que Lucifer, adoré par les pharaons qui se voyaient eux-mêmes comme des dieux.

Par le fouet, en symbole de trident, on apprend que le sacrifice a le pouvoir, d'ouvrir une porte spirituelle vers le destinataire du sacrifice, mais le sacrifice dû uniquement à la sainte trinité des Dieux suprêmes, fut détourné par celui qui se prit lui-même pour un dieu, mais ne fut qu'un ange.

Par le sceptre, on apprend qu'une porte en anneaux s'ouvrait vers la voûte céleste, c'est-à-dire les cieux, et permettait l'exploration de l'univers et des voyages physiques. L'ouverture de la porte des anneaux, dont la clé est la pyramide, lorsqu'elle est alignée sur des astres, les plus puissants de l'univers, fit des atlantes, bâtisseurs, des voyageurs de l'espace, et des maitres en astronomie.

Une autre conclusion est que Poséidon et Hermès sont exactement un même dieu, de même qu'Atoum et Râ, au regard de la symbolique des deux couleurs : l'or, symbole du feu, le bleu codifiant l'eau. l'aigle codifiant les airs, et le serpent le sol, autrement dit la terre sur laquelle il rampe.

Et, tous les pharaons descendants adamiques, ne deviendront que des fils par initiation de ce dieu Poséidon, après avoir vu ses vrais fils, de la race atlante, exterminés à la fin de l'Atlantide.

Et, tout le sarcophage de Toutankhamon montre que Lucifer, est un dieu du déguisement, usant de masque et de maquillage, employant des symboliques, qui offrent un langage attestant de ce que la mythologie grecque et romaine, ont établi leur codification sur la base de la mythologie égyptienne. Et que la bible, vérité au centre, parvient à décrypter.

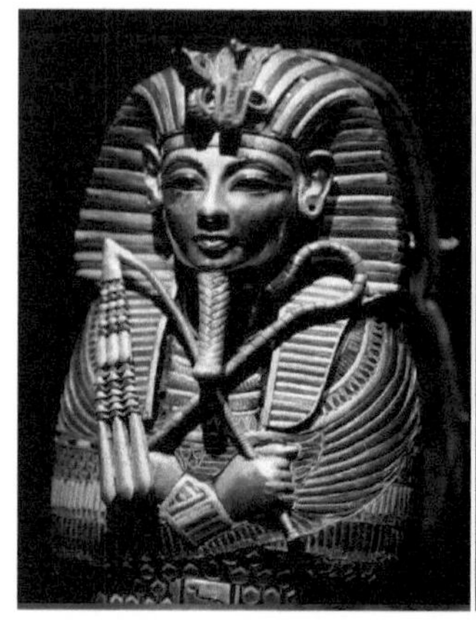
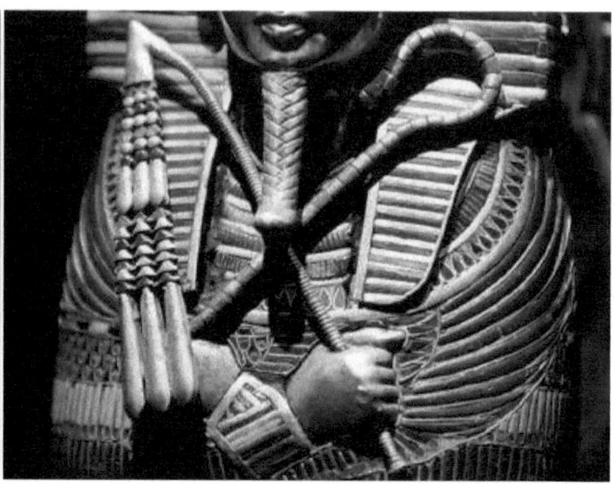
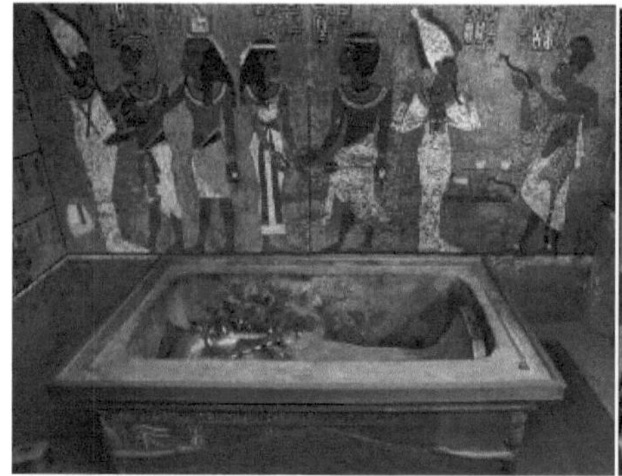
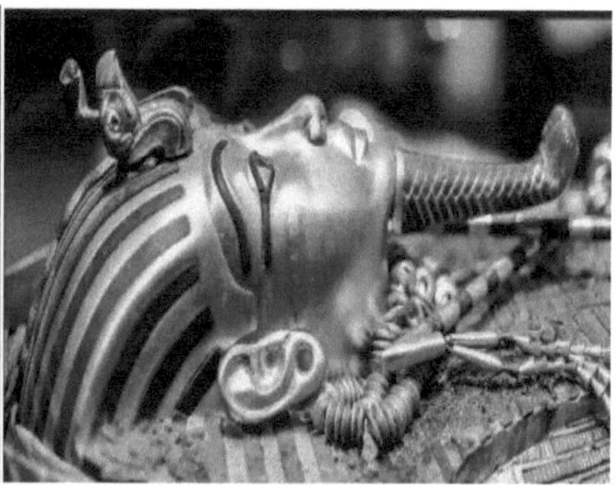
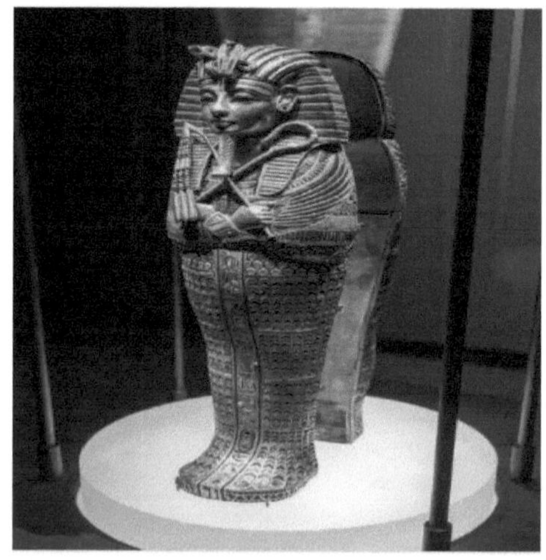

Table des matières

Le sarcophage de Toutankhamon nous révèle toute la symbolique autour d'un ange devenu maître des quatre éléments de la vie, terre, eau, air et feu, et qui fort de cela, s'est cru devenu Dieu. Le dieu Poséidon des grecs, tire ses origines de la mythologie égyptienne nous raconte Toutankhamon. Et que dire du dieu Hermès ? Ou du dieu Prométhée ?

Découvrons comment l'encodage sculpté et gravé sur ce sarcophage nous apprend de l'histoire d'un dieu aux origines d'une humanité pré adamique, et qui poursuivra ses quêtes dans la seconde humanité : l'humanité adamique ; Opposé aux desseins des Dieux suprêmes, il cherche sans cesse à la refaçonner, afin de la mettre au goût de son passé glorieux, celui d'une gloire qui aura été éteinte, complètement détruite : l'Atlantide.

Ceci est le quatrième ouvrage de l'auteur chrétien évangélique Eric Louembet, qui nous permet d'unifier deux mythologies entre elles, ainsi qu'avec les textes sacrés de la bible, puis d'en ressortir un dénominateur commun, attestant de vérités cachées, qui finiront toujours par être sue.

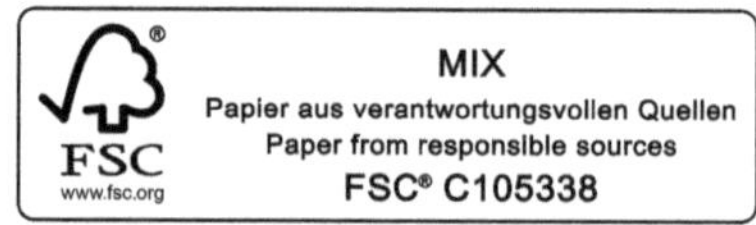

Printed by Books on Demand GmbH, Norderstedt / Germany